AF234438

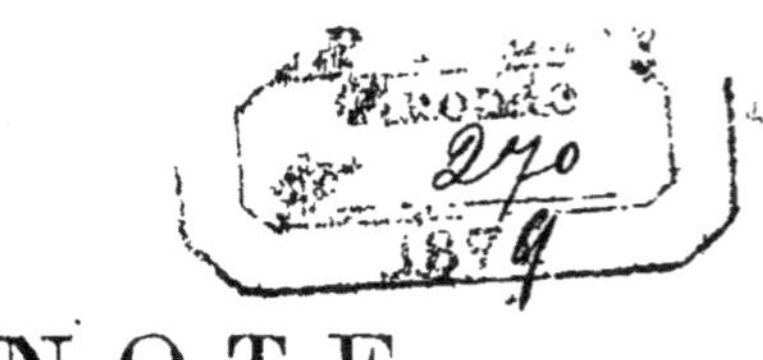

NOTE

SUR LES

ÉTHERS ACÉTIQUES DU COMMERCE

ET SUR LA

PURIFICATION DE L'ÉTHER ACÉTIQUE DU CODEX

PAR

O. BOUVIER

Pharmacien à Bordeaux

BORDEAUX

IMPRIMERIE G. GOUNOUILHOU

RUE GUIRAUDE, 11

1879

NOTE

SUR LES

ÉTHERS ACÉTIQUES DU COMMERCE

ET SUR LA

PURIFICATION DE L'ÉTHER ACÉTIQUE DU CODEX

PAR

O. BOUVIER

Pharmacien à Bordeaux

BORDEAUX

IMPRIMERIE G. GOUNOUILHOU

RUE GUIRAUDE, 11

1879

NOTE

SUR LES

ÉTHERS ACÉTIQUES DU COMMERCE

ET SUR LA

PURIFICATION DE L'ÉTHER ACÉTIQUE DU CODEX

L'éther acétique que fournit le commerce de la droguerie pour les besoins de la pharmacie, devrait présenter tous les caractères de pureté d'un produit officinal : ne pas contenir d'eau, ni d'alcool, ni d'acide acétique libre; il faudrait, enfin, qu'il fût tel que l'exige le Codex. Mais il ne paraît pas souvent remplir ces conditions; c'est du moins ce qui résulte de quelques essais que j'ai eu l'occasion de faire dans les circonstances suivantes :

Une jeune dame atteinte de névralgie eut, pour exécuter l'ordonnance de son médecin, à s'appliquer une compresse d'éther acétique sur le visage; cette compresse placée le soir fut maintenue toute la nuit, et l'on eut soin, pendant cet espace de temps, de la tenir, par des affusions répétées, constamment imbibée du liquide calmant. On employa ainsi 25 grammes environ de celui-ci.

Le lendemain de cette application, lorsque l'on enleva la compresse, on fut bien étonné de trouver la place où elle avait été appliquée sérieusement endommagée, la joue était absolument dépourvue d'épiderme, et la plaie, qui mit plus d'un mois à guérir, semblait avoir été produite par un vésicatoire.

Lorsque cet accident me fut rapporté, je crus à une erreur de la part de la malade ou de l'honorable confrère qui avait délivré ce médicament. Et je pensai que l'on avait substitué, par inadvertance, de l'acide acétique à l'éther acétique prescrit. Je demandai alors quelques explications et on m'apporta le flacon encore à moitié plein du liquide incriminé. Je l'examinai attentivement et je reconnus sans peine que ce liquide est bien de l'éther acétique, comme l'indique l'étiquette, mais de l'éther acétique impur.

Au premier abord il ne présente cependant rien d'extraordinaire, si ce n'est une odeur faiblement empyreumatique; une bande de papier bleu de tournesol y étant immergée ne change pas d'abord de couleur, mais lorsqu'on l'a retirée elle devient franchement rouge après qu'une partie de l'éther acétique s'est évaporée, ce qui indique la présence d'un acide, l'acide acétique, sans nul doute.

On s'explique alors aisément ce qui s'est passé dans le fait que je viens de signaler. La compresse après évaporation de l'éther acétique se trouvant imbibée d'acide acétique qui est moins volatil, était devenue un véritable vésicatoire de Beauvoisin.

C'est à la suite de cet accident regrettable que je résolus d'étudier les divers éthers acétiques qui se trouvent dans le commerce de la droguerie. Je me procurai, à cet effet, cinq échantillons de provenances différentes, que je désignerai seulement par les lettres A, B, C, D, E. J'essayai ces divers échantillons par les méthodes classiques que chacun pourra trouver décrites dans l'ouvrage de MM. Chevaillier et Baudrimont. J'ai déterminé : 1° la densité; 2° la quantité d'acide libre, et enfin la solubilité dans l'eau de ces divers échantillons. On sait, en effet, qu'il faut 7 parties d'eau distillée pour dissoudre une partie d'éther acétique pur, et qu'une solubilité plus grande indique que l'éther acétique est souillé par de l'alcool, de l'acide acétique libre, ou par les deux réunis. Ce dernier dosage est donc un moyen empirique peut-être, mais au moins très rapide d'apprécier la pureté de l'éther acétique.

J'ai disposé, pour abréger, sous forme de tableau les résultats de ces essais.

Désignation des ÉTHERS	DENSITÉ	NEUTRE ou ACIDE	NOMBRE de c. c. de solution N. alcaline nécessaire à la saturation de 10 c. c.	ÉVALUATION en ACIDE ACÉTIQUE libre	ÉVALUATION par LITRE	10 cent. c. cèdent à 10 c. c. d'eau distillée
A	?	acide	11,2	0,5712	57,12	5 c. c.
B	0,88	acide	1,8	0,0918	9,18	5 c. c.
C	0,89	acide	6,4	0,3264	32,64	la totalité
D	0,88	acide	1,6	0,0816	8,16	4ᶜᶜ5
E	0,88	neutre	» »	» »	» »	la totalité

En examinant ce tableau, on voit qu'aucun de ces cinq échantillons d'éther acétique n'est pur. Un seul est neutre, mais il se dissout dans un volume d'eau distillée, tandis qu'il devrait en exiger 7. Ce qui indique, puisqu'il n'est pas acide, qu'il est adultéré par une grande quantité d'alcool. Tous les autres rougissent le tournesol et contiennent une quantité d'acide acétique capable d'occasionner, avec le concours de circonstances favorables, des accidents analogues à celui que je rapportai tout à l'heure. Leur densité s'éloigne, du reste, notablement du chiffre 0,92 qu'elle devrait présenter exactement.

Je me hâte de dire que ces produits impurs ne sont pas, à mon avis, le résultat de mélanges faits intentionnellement, mais qu'ils sont dus simplement à une préparation défectueuse.

On sait comment le Codex prescrit de préparer l'éther

acétique. On introduit dans une cornue tubulée et munie d'un réfrigérant de Liebig, un mélange en proportions voulues d'alcool et d'acide acétique; on ajoute ensuite de l'acide sulfurique et l'on distille au bain de sable. Le produit est de l'éther acétique; mais il se trouve toujours mélangé, comme on devait s'y attendre, d'alcool et d'acide acétique. Et même, si par suite d'une mauvaise manœuvre, la température est poussée trop haut, ou la distillation trop loin, on peut retrouver, comme je m'en suis assuré, dans les derniers produits de la distillation, des traces manifestes d'acide sulfurique.

Dans ces conditions, inévitables du reste, une purification du produit est indispensable. Le Codex indique à cet effet: 1° de traiter l'éther acétique de premier jet par une petite quantité de carbonate de potasse pour saturer l'acide libre et absorber une petite quantité d'eau que ce produit contient toujours; 2° de décanter, et, enfin, 3° de procéder à une deuxième distillation.

Mais il faut croire que dans l'industrie, pour donner des produits à bon marché, on s'affranchit volontiers de cette seconde opération, ce qui explique l'impureté des éthers acétiques du commerce.

Ainsi les échantillons A, B, C, D, n'ont certainement subi aucun traitement de purification, car ils contiennent des doses variables et très notables d'acide acétique et d'alcool. Quant au dernier, E, qui, n'étant pas acide, est cependant soluble en toute proportion dans l'eau, il est aussi, sans nul doute, comme les premiers, le résultat d'une mauvaise préparation. Lorsqu'on emploie, en effet, de l'acide acétique trop faible, c'est-à-dire mélangé d'eau, une portion d'alcool n'est pas attaquée, et il passe à la distillation non pas seulement de l'éther acétique, mais un mélange d'éther acétique, d'alcool, d'eau et d'acide acétique en petite quantité. Si l'on traite ce mélange par le carbonate de potasse, on obtient un produit neutre, mais il est absolument soluble en toutes proportions dans l'eau. C'est donc bien certainement en procédant de cette manière que l'échantillon E a été obtenu; il est défectueux en ce sens que l'éther acétique s'y trouvant délayé outre mesure, ce produit devient presque inactif.

Ces résultats que j'ai tenu à soumettre à mes confrères pour les mettre une fois de plus en garde contre les produits du commerce, m'ont suggéré quelques réflexions sur la préparation de l'éther acétique et sur l'essai de ce produit, qui trouvent naturellement leur place ici.

Les méthodes générales que l'on peut employer pour préparer les éthers sont nombreuses, mais celles que l'on peut appliquer à la préparation de l'éther acétique officinal se bornent à deux :

1° Traiter à chaud un mélange d'acide acétique et d'alcool par l'acide sulfurique. On obtient par distillation de l'éther acétique de premier jet qui doit subir ensuite une purification. Il se forme dans cette opération d'abord de l'acide sulfovinique par suite de l'action de l'acide sulfurique sur l'alcool, puis de l'éther acétique par réaction de l'acide sulfovinique sur l'acide acétique. Cette première méthode est celle du Codex, et c'est certainement la meilleure, à condition que l'on prenne les précautions voulues pour obtenir un produit pur. Ces précautions, qui ne sont point indiquées dans les ouvrages, sont bonnes à noter. Il faut d'abord employer de l'alcool à un titre élevé (94° par exemple), puis de l'éther acétique cristallisable et de l'acide sulfurique monohydraté.

Dans ces conditions, on obtient un éther acétique de premier jet fort acide, mais qui contient peu d'eau et d'alcool; sept volumes d'eau distillée en dissolvent deux volumes seulement. Il faut donc le rectifier, et pour bien opérer, on doit d'abord lui ajouter une petite quantité de carbonate de potasse sec, puis agiter et laisser au repos. Au bout de quelques heures, le carbonate s'est dissous et l'on aperçoit au fond du vase une couche aqueuse que surnage l'éther; on décante celui-ci, puis on y ajoute une nouvelle dose de carbonate sec; on agite et on laisse reposer; on décante de nouveau l'éther au bout de quelques heures, et on renouvelle cette opération jusqu'à ce que le carbonate reste complètement inattaqué. Alors on décante une dernière fois l'éther et on le redistille, en ayant soin de perdre les dernières portions et de ne recueillir que la quantité prescrite par le Codex. On obtient ainsi un produit presque pur et qui présente en tous les cas tous les caractères de l'éther acétique officinal.

Quelques praticiens recommandent de laver l'éther acétique de premier jet avec son volume d'eau pour le débarrasser de tout l'alcool qu'il contient. Cette opération est au moins inutile; car si l'on a bien opéré avec les précautions que je viens d'indiquer, la petite quantité d'alcool qui souille encore le produit est absolument négligeable et ne peut en aucun cas porter atteinte à l'activité du médicament. D'autre part, ce lavage qui, théoriquement, ne devait faire perdre que le 7ᵉ en volume de l'acide acétique que l'on doit obtenir, détermine toujours, comme je l'ai essayé plusieurs fois, la perte des deux tiers au moins du produit.

Lorsqu'on mélange, en effet, une quantité notable d'éther acétique de premier jet, un litre par exemple, avec son volume d'eau, il se produit toujours une décomposition partielle : l'éther se trouve saponifié, c'est-à-dire que l'acide acétique est mis en liberté et l'alcool est régénéré. Cette opération du lavage doit donc être évitée : elle est, du reste, comme je le disais tout à l'heure, complètement inutile.

Le Codex prescrit, pour préparer l'éther acétique, de se servir de l'acide acétique à 1,063. Or, il peut se produire ici une ambiguïté qu'il est bon de faire disparaître. Il existe, en effet, dans le commerce, deux acides acétiques qui présentent cette même densité : l'un est l'acide acétique cristallisable, c'est celui que veut dire le Codex; l'autre est l'acide vendu dans le commerce sous le nom d'acide acétique ordinaire. Ce dernier contient 50 p. 100 d'eau environ.

Ce fait, qui peut surprendre au premier abord, est cependant connu depuis longtemps. On sait, en effet, que lorsqu'on ajoute peu à peu de l'eau à l'acide acétique cristallisable, sa densité, qui était de 1,063, augmente progressivement jusqu'à 1,0735, le mélange contient alors 80 p. 100 d'acide cristallisable. Si l'on continue à lui ajouter de l'eau, sa densité diminue et redevient à un certain moment 1,063, lorsque le mélange contient 54 p. 100 d'eau et 46 p. 100 d'acide acétique cristallisable. Ainsi donc, l'acide acétique pur possède la même densité (1,063) qu'un mélange de 46 parties d'acide acétique cristallisable et de 54 parties d'eau. C'est un fait dont il faut tenir compte; car ce dernier acide acétique dilué, qui est le plus communément livré dans le commerce, est absolument impropre à la préparation de l'éther acétique, et si l'on venait à l'employer, une grande partie de l'alcool resterait inattaquée, et l'on obtiendrait à la distillation un produit tellement mêlé d'eau, d'alcool et d'acide acétique, qu'il serait impossible de l'amener à la solubilité requise 1 pour 7. C'est, du reste, le cas de l'échantillon E dont j'ai parlé dans la première partie de cette note.

2° Le second procédé consiste à traiter un acétate par l'acide sulfurique en présence de l'alcool; mais alors il faut employer une quantité d'acide sulfurique capable de produire deux effets : 1° décomposer l'acétate pour mettre l'acide acétique en liberté; 2° agir ensuite sur l'alcool pour provoquer sa combinaison avec l'acide acétique. Le produit doit être bien entendu rectifié. Ce dernier procédé, qui fut recommandé par le professeur Barbet, est du reste excellent, il revient à celui du Codex. On ne saurait faire de différence, même au point de vue du prix de revient, comme il est facile de s'en convaincre.

Il est une autre particularité, au point de vue de l'essai des éthers acétiques, qu'il est bon de noter. Cet essai se fait en général en traitant l'éther soupçonné par du carbonate de potasse qui ne doit pas faire effervescence lorsque l'éther est pur, ou plus simplement par un papier bleu de tournesol qui ne doit pas rougir. Or, M. Pelouze a démontré que l'acide acétique déshydraté, en présence de l'alcool, ne rougit pas le tournesol et qu'il est sans action sur le carbonate de potasse. Je me suis assuré, en effet, en essayant divers éthers acétiques, fort acides du reste, que ces deux actions sur le papier de tournesol et sur le carbonate de potasse étaient fort peu manifestes, et je me suis demandé si, dans certains cas, un praticien non prévenu n'était pas exposé à des erreurs. Pour arriver à un résultat plus précis, j'ai imaginé le procédé suivant :

On verse dans un flacon de 30 c. c. 5 à 6 grammes de litharge finement pulvérisée; puis on y ajoute, de manière à remplir le flacon aux deux tiers, de l'éther acétique soupçonné; on bouche et l'on agite à plusieurs reprises; on laisse reposer jusqu'au lendemain. Si l'éther acétique contient des traces d'acide libre, on aperçoit une couche blanche d'acétate de plomb qui surnage la litharge; et lorsque l'acide est en notable quantité, il se forme même des cristaux d'acétate sur les parois du flacon. Ce procédé me semble plus probant que ceux employés jusqu'ici, en ce sens qu'il laisse au moins un témoin.

D'autre part, on peut doser ainsi l'acide acétique libre contenu dans l'éther. Il faut, pour cela, avant de commencer l'opération, dessécher la litharge, finement pulvérisée, à l'étuve, jusqu'à ce qu'elle ne perde plus de son poids. On en prend ensuite 5 grammes, pesés exactement, que l'on introduit dans le flacon, puis on remplit celui-ci aux deux tiers avec de l'éther acétique soupçonné, dont on prend aussi exactement le poids. On agite quelques heures, et lorsque la liqueur est neutre, on laisse reposer et on décante ensuite l'éther qui surnage. On lave, enfin, exactement la litharge qui reste dans le flacon pour dissoudre tout l'acétate de plomb formé, puis on la jette sur un filtre sec et taré. On lave le flacon pour enlever toute trace de litharge, et on jette les eaux de lavage sur le filtre. On a ainsi sur le filtre toute la litharge qui n'a pas été attaquée par l'acide acétique. On obtient son poids en la desséchant à l'étuve jusqu'à poids constant et en défalquant du poids total le poids du filtre. Puisque l'on connaît ce dernier poids de litharge non attaquée, en le soustrayant de 5 grammes, poids de la litharge primitivement employée, on aura le poids de la litharge qui a été dissoute par l'acide acétique libre contenu dans l'éther acétique que l'on essaie. Par un seul simple calcul d'équivalent, on saura alors quelle est la quantité d'acide acétique libre que contenait l'éther acétique essayé. Et l'on en tirera la teneur pour cent de l'éther acétique en acide acétique.

En résumé, j'ai voulu, dans cette note, attirer l'attention de mes confrères sur l'inconvénient qu'il y a de livrer de l'éther acétique impur, fût-ce pour l'usage externe; démontrer ensuite que presque tous les éthers acétiques du commerce sont défectueux; préciser, enfin, les indications du *Codex*, qui, en prescrivant l'acide acétique à 1,063, peut induire le praticien en erreur, en lui laissant croire qu'il s'agit de l'acide acétique dilué à 54 p. 100 d'eau, tandis qu'il faut nécessairement employer de l'acide acétique cristallisable qui a absolument la même densité; et, enfin, donner un procédé de recherche et de dosage de l'acide acétique libre qui souille presque toujours les éthers acétiques du commerce.

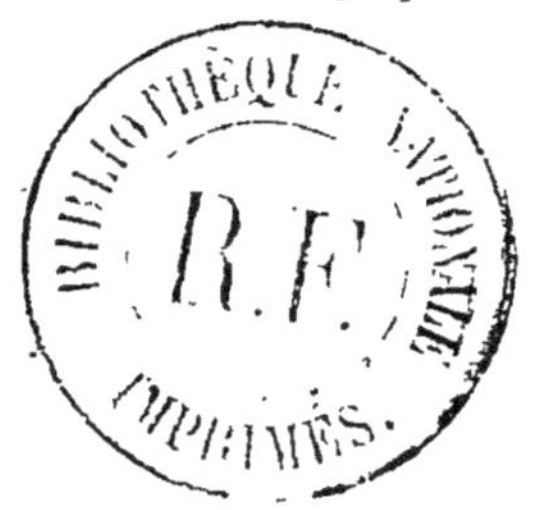

Bordeaux. — Imp. G. GOUNOUILHOU. rue Guiraude. 11.

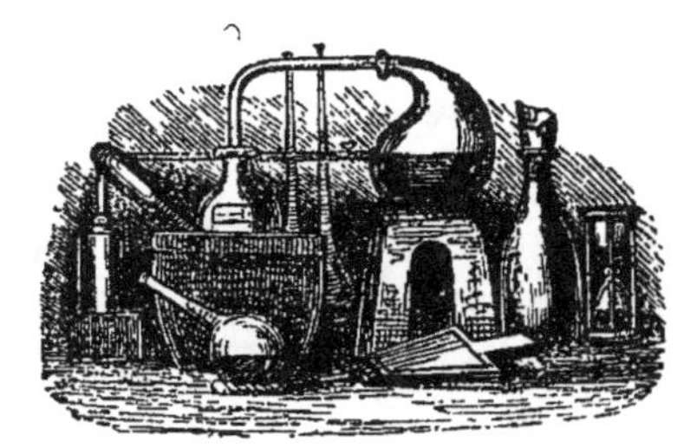